APERÇU MÉCANIQUE

DE

PROTHÈSE DENTAIRE,

SUIVI D'UN PROJET DE LOI

CONCERNANT LA PROFESSION DE DENTISTE,

Dédié à S. Exc. M. le Ministre de la Justice.

PAR

LÉON SERVIER,

MÉDECIN ET CHIRURGIEN-DENTISTE,

A AIX en Provence.

AIX. — TYP. NICOT, SUR LE COURS, 55. — AVRIL 1856.

APERÇU MÈCANIQUE

DE

PROTHÈSE DENTAIRE.

La Prothése Dentaire, ou le travail manuel du Dentiste, n'est pas la partie la moins lucrative pour lui, mais aussi c'est la parie qui offre le plus de difficultés.

Le Dentiste dépourvu de connaissances nécessaires en Prothèse, se trouve journellement arrêté par l'ignorance des rapports qui existent entre la chirurgie Buccale et cette derniére, vu les besoins fréquents qui se produisent et les puissants services qu'elle rend à toute les personnes qui en réclament les bienfaits.

Il est donc indispensable au Dentiste, en dehors de

ses études premières, de connaître le maniement des outils, les métaux et les matières nécessaires à cet Art artificiel.

Nous nous efforcerons de faire connaître le genre d'étude qui conviendrait à cette branche de la science chirurgicale, en présentant notre petit traité, non comme un ouvrage de fond, mais comme un aperçu de tout ce qui a été dit sur la matière.

La science du Chirurgien-Dentiste et l'Art du Dentiste, sont deux parties intimément unies, sans doute, mais très-différentes dans leur ensemble, délicates pour tout ce qui est d'exécution et dont les principes ont été peu cultivés jusqu'à nos jours.

Ces deux parties ne s'acquièrent qu'avec l'étude scientifique au point de vue médical, et artistique au point de vue du travail manuel.

L'on a, jusqu'à nos jours, cru ou pensé que l'Odontotechnie était une de ces professions faciles à apprendre et à exercer, ne puisant son vrai mérite que dans une opération (*l'extraction*), ne reconnaissant le talent de l'opérateur que dans son verbiage ou sa force musculaire, en un mot, dans le charlatanisme.

Les personnes assez mal fondées sur notre profession n'ont qu'à lire notre opuscule, et nous sommes convaincus qu'elles abandonneront, pour toujours, cette classe d'hommes dont l'unique but est d'exploiter leurs semblables.

La chirurgie Buccale et la Prothèse sont deux sciences difficiles à acquérir; nous pourrions dire d'elles, si nous ne craignions de profaner ces belles paroles : il y en a beaucoup d'appelés et peu d'élus.

L'Art du Dentiste est plutôt un talent naturel qu'une science à laquelle tous les hommes aient la même aptitude.

Combien de jeunes élèves Dentistes, de Docteurs même se livrent à l'étude de l'Odontotechnie, les uns par goût, les autres par position, et qui échouent la pluspart devant une difficulté insurmontable pour eux; cette difficulté ou point d'arrêt, c'est le travail de la Prothèse. Ils échouent, dis-je, devant ces milles créations que des hommes nés plutôt pour les sciences que pour les arts ne peuvent atteindre; ne pouvant en aucune façon se façonner aux exigeances et aux difficultés, que cet art mécanique nous oblige à saisir et à surmonter, pour marcher droit au but et faire ce que le client est en droit d'exiger de nous.

Nos paroles souffrent cependant quelques exceptions en faveur des Dentistes de la Capitale, qui divisent facilement ces deux branches de notre Art, à cause de la facilité qu'ils ont de trouver des hommes experts en Prothèse, en un mot, des ouvriers mécaciniens intelligents.

Mais pour cela, il faut être à Paris, ou avoir une clientèle qui vous permette de faire les frais d'un ou de plusieurs ouvriers. Je le répète, ce n'est ici qu'une exception, un privilége qui n'a pour appui que le degré de civilisation de la Capitale et les ressources qu'offre sa nombreuse population ; encore faut-il que le Chirurgien-Dentiste, divisant ainsi en deux corps sa profession, sache parfaitement en théorie les opérations préliminaires qui sont prescrites dans son Art, afin de guider le choix du client et l'exécution des travaux.

Pour bien transmettre une pensée d'exécution à autrui, il faut avoir exécuté soi-même ; notre Art ne dévie pas plus que toute autre profession de ce principe invariable.

Il est pour nous bien démontré, qu'il ne peut y avoir de Dentiste capable sans qu'il ait des connaissances approfondies en Prothèse Dentaire ; cette science est pour lui la base de la clientèle, et c'est elle qui le pose aux yeux du public au-dessus d'une infinité d'arracheurs de Dents.

L'habileté en mécanique Dentaire est souvent un

obstacle pour la plupart des Dentistes; ce travail manuel, je le répète, ne peut convenir qu'à ceux qui ont l'organisation artistique.

Tous les maux ont une cause, tous les vices ont un principe susceptible d'être réformé.

L'Odontotechnie est l'Art qui gémit le plus de l'état actuel, il est le seul qui se soutienne et qui progresse sans secours, sans appui ; elle est encore méconnue; peu, appréciée par une infinité de personnes, elle arrive, mais avec lenteur, elle est l'objet d'un infinité de commentaires plus ou moins blessants, erronnés, et cela n'existe que par l'apathie qui règne parmi nous, qui, jusqu'ici marchons sans principes; c'est ce qui groupe autour de l'artiste méritant une infinité d'incapacités qui se décorent du nom de Dentistes sans en avoir l'éducation première, indispensable pour acquérir celle qui est nécessaire à leur Art, et qui, par conséquent sont dépourvus des connaissances suffisantes pour satisfaire cette clientèle aveugle qui, le plus souvent, se laisse prendre aux belles apparences, en un mot, à l'empirisme qui est aujourd'hui comme toujours le masque de la vérité et le point d'arrêt de notre Art.

Le client qui accorde sa confiance aveugle à des incapacités de ce genre, n'ayant pour toute satisfaction que des douleurs et des insomnies, frappe à outrance sur tous les praticiens et accusé en masse tous les Dentistes, faute par lui d'avoir fait un bon choix. Ces mêmes personnes critiquent sans ménagements, quelques-unes même outragent notre profession, en faisant renaître tous les préjugés qui s'y rattachent, et nous livrent ainsi à l'expoliation la plus complète, en nous refusant le moindre mérite.

Je n'accuserai pas ces impitoyables aristarques, qui, aux yeux de certaines personnes ont tort, et qui, pour moi, sont très-excusables ; je vais le démontrer, ce qui est chose facile.

Comment savoir si un Dentiste-Chirurgien-Mécanicien a du talent en Prothèse ; je vous le demande ? est-ce par la réputation acquise ? cela est vrai ; mais pour acquérir cette réputation il faut au Dentiste de nombreuses années ; cette partie n'est pas comme toute autre, tout le bien qu'elle fait reste dans l'ombre et celui qui le reçoit est le plus souvent pour toujours inconnu au Dentiste ; bien plus, il s'observe en toute chose, pour n'être aperçu de personne, afin qu'on ne suppose jamais qu'il a un Dentier ou pièce artificielle.

Enfin, l'art du Dentiste est un art de mystère ; surtout quand on traite les Dames, et ce mystère est en tout point secondé par le Dentiste lui-même qui sait très-bien qu'un manque de réserve ou une indiscrétion légère quelconque, serait pour lui un crime, non-seulement aux yeux de la personne qui en ferait les frais, mais encore, ce serait un motif d'éloignement pour toutes celles qui désireraient user de son ministère.

Quand à ce plan de conduite il n'est pas, je crois, de Chirurgien-Dentiste qui n'en soit bien pénétré et qui le suive fidèlement.

Mais il faut bien trouver le moyen de reconnaître si un Dentiste a des capacités et s'il mérite la confiance du public ; ce moyen nous est inconnu dans l'état actuel où se trouve notre profession ; c'est là l'imperfection d'un Art qui est né sans système et sans appui ; cependant, cet Art marche toujours en progressant, du moins chez un petit nombre, qui journellement en font leur étude constante, et qui n'ont, néanmoins, aucune marque de distinction qui puisse payer leur labeur et les classer selon leur mérite.

Mais, au contraire, si, comme dans toutes les sciences et les arts, les Dentistes étaient soumis à des études sérieuses, soit en médecine, soit en mécanique ; en un mot, s'ils étaient obligés de faire preuve de capacités suffisantes devant un Jury ou une Faculté auxquels seraient adjoints des hommes spéciaux pour les examens de Prothèse; dès-lors, ceux qui croient à l'incapacité des Dentistes et qui sont la dupe de quelques-uns, verraient évanouir leur doute, et surgir, à sa place, une salutaire confiance; comme aussi on verrait bientôt disparaître ces Empiriques qui déshonorent notre profession et la dégradent.

Nous osons espérer que le gouvernement de S. M. Napoléon III, qui est pour les sciences et les arts une étoile de prospérité, jétera un coup-d'œil complaisant sur une science si intéressante et si utile, qu'il nous classera selon nos desirs, au nombre des sciences positives, en portant une loi qui nous abrite contre toutes les éventualités du passé, qu'il rehaussera, par ce moyen, notre position sociale, en faisant pour nous ce que nous osons espérer et ce que l'intérêt général attend pour la sécurité de tous.

C'est avec confiance que ce dernier appel est fait par nous et adressé au gouvernement de S. M.; nous avons foi en l'avenir, et nous aimons à croire que notre demande aura un plein succès, car notre Art est digne d'un meilleur sort.

En dédiant cette supplique à S. Exc. Monsieur le Ministre de la Justice, nous sommes pleinement convaincus que nous trouverons, dans le représentant de la loi, un écho fidèle, qui secondera par son éminent savoir, les quelques idées que nous avons l'honneur de soumettre à son approbation, et qu'il voudra bien suppléer, à l'aide de la science, aux erreurs et omissions que nous aurions pu commettre dans notre projet de loi.

Nous aimons à croire que S. M. l'Empereur daignera nous donner un témoignage de sa haute bienveillance, en accordant le bienfait que nous sollicitons.

Si j'ai l'honneur d'être lu par Son Excellence, j'ai tout lieu d'espérer que les usages blessants qui nous régissent seront abolis pour toujours, et que Sa Majesté sanctionnera notre prospérité future, par un décret impatiemment attendu des hommes de science et de tous ceux qui se trouvent dans la dure nécessité d'avoir recours à nous.

J'ai l'honneur d'être,

avec un très-profond respect,

Monseigneur,

de Votre Excellence,

le très-humble et très-obéissant serviteur.

PROJET DE LOI

SUR

LA PROFESSION DE DENTISTE.

Les connaissances des élèves Dentistes ne doivent peser que sur les premiers éléments de Médecine, de Pharmacie et de Chimie.

Le Dentiste ne doit pas être tenu de répondre aux examens de doctorat, par conséquent, il doit être exempt de tous les titres préliminaires exigés devant une faculté; cependant on doit exiger de lui qu'il connaisse parfaitement la langue française et qu'il ait fait des études premières qui le mettent à même de comprendre les études supérieures et scientifiques qui lui sont prescrites.

Il sera créé un Diplôme général pour les Chirurgiens-Dentistes-Mécaniciens et un Diplôme spécial pour ces deux parties.

Le Mécanicien-Dentiste n'aura, en aucun cas, le droit d'exercer son art qu'en s'adjoignant à un Chirurgien-Dentiste, soit comme ouvrier, soit comme associé.

Nul titre étranger aux facultés de l'Empire ne donnera le droit et prérogatives des présents diplômes et le candidat sera soumis aux lois ou arrêtés de l'Empire pour ce qui concerne son art.

Les études exigées pour être Chirurgien-Dentiste-Mécanicien, doivent être basées sur l'ancien programme des officiers de Santé en ce qui concerne la Médecine. Les candidats devront aussi connaître le traîté Buccal, de M. Désirabode, Docteur en Médecine, et Chirurgien-dentiste à Paris.

Pour ce qui concerne le diplôme de Mécanicien-Dentiste on sera tenu de répondre, soit en théorie, soit en pratique à tout ce que prescrit l'auteur précité dans son traîté de Prothèse, sauf à y ajouter ce que le progrès de l'art peut avoir à rectifier ou à additionner depuis sa publication.

Quant aux examens, ils seront passés devant un Jury des facultés ou se trouvera présent un Chirurgien-Dentiste-Mécanicien, désigné par le président du Jury ou par Son Excellence M. le Ministre.

Dans chaque faculté il y aura des cours d'Odontotechnie et de Chirurgie Buccale ainsi que de Prothèse; ces cours devront être confiés à un praticien reconnu capable.

Nul Chirurgien-Dentiste-Mécanicien, même étant Docteur-Médecin, n'aura le droit de pratiquer la saignée, en un mot, il lui est interdit d'exercer la Médecine.

Le Chirurgien-Dentiste ne pourra, en aucun cas, pratiquer l'inhalation d'Ether ou de Chloroforme qu'assisté d'un Docteur-Médecin.

Il est expréssement défendu à tout chirurgien-Dentiste et à tout Mécanicien-Dentiste de solliciter la clientèle et d'exercer sa profession sur les places publiques, tout contrevenant sera puni, et son diplôme lui sera retiré pour un délai fixé par l'autorité supérieure.

Le Chirurgien-Dentiste sera tenu d'opérer les pauvres de la ville ou de son quartier, *gratis*, sous peine d'une amende fixée par l'autorité compétente.

www.ingramcontent.com/pod-product-compliance
Lightning Source LLC
LaVergne TN
LVHW021532140926
848035LV00047B/1309
* 9 7 8 2 0 1 9 6 4 2 7 9 2 *